CONTRIBUTION A L'ÉTUDE

DES

RUPTURES ET PERFORATIONS

DE LA VESSIE

(Spontanées intra-péritonéales)

PAR

Le Dr Émile DELEUZE

LYON

A. REY & Cie, IMPRIMEURS-ÉDITEURS DE L'UNIVERSITÉ

4, RUE GENTIL, 4

—

1901

CONTRIBUTION A L'ÉTUDE

RUPTURES ET PERFORATIONS

DE LA VESSIE

Spontanées intra-péritonéales

CONTRIBUTION A L'ÉTUDE

RUPTURES ET PERFORATIONS

DE LA VESSIE

(Spontanées intra-péritonéales)

PAR

Le Dr Émile DELEUZE

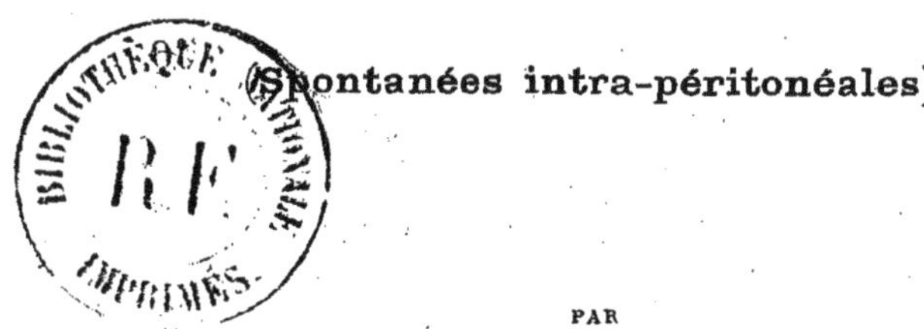

LYON

A. REY & Cie, IMPRIMEURS-ÉDITEURS DE L'UNIVERSITÉ

4, RUE GENTIL, 4

—

1901

A LA MÉMOIRE DE MA MÈRE

A MON PÈRE

A mon Président de Thèse

M. LE PROFESSEUR PONCET

Chevalier de la Légion d'honneur,
Membre Correspondant de l'Académie de Médecine.

Nous remercions M. le professeur Poncet de l'honneur qu'il nous a fait en accceptant la présidence de notre thèse. Nous garderons de son enseignement un profond souvenir et une respectueuse reconnaissance.

M. le Dr X. Delore nous a inspiré ce travail et guidé de ses conseils, nous l'en remercions vivement et nous nous rappelons avec un réel plaisir les moments que nous avons passés à l'Hôtel-Dieu auprès de lui.

CONTRIBUTION A L'ÉTUDE

DES

RUPTURES ET PERFORATIONS

DE LA VESSIE

Spontanées intra-péritonéales

INTRODUCTION

Nous avons pu observer, au mois de septembre dernier, dans le service de M. le professeur Poncet, une malade dont l'observation et l'autopsie parurent intéressantes à plusieurs titres. M. le Dr Delore, alors chargé du service, voulut bien nous conseiller de rechercher si des cas analogues existaient et de quelle interprétation ils étaient justiciables. Ce sont ces recherches que nous soumettons ici.

Les ruptures de la vessie ne sont pas un accident fréquent, mais si l'on observe encore assez souvent les ruptures traumatiques, celles qui surviennent spontanément sont bien plus rares.

Chez la malade dont nous rapportons l'histoire (obs. I), plusieurs causes étaient en jeu pour produire la rupture de la vessie.

Nous pensons qu'on peut les ramener à trois :

1° L'influence de la *tumeur utérine*, d'abord, fut à n'en pas douter pour beaucoup dans la production de la rupture, la paroi vésicale amincie et usée à son contact présentait là un lieu de moindre résistance, tout prêt à se déchirer au moindre effort.

On a souvent signalé l'action sur la vessie des affection de l'utérus et, pour rester dans la question des fibromes, on trouve de nombreux cas où ceux-ci occasionnèrent des troubles vésicaux. Sans parler des rétentions d'urine par compression du col de la vessie, des douleurs et des troubles divers de la miction, les fibromes de l'utérus ont pu quelquefois perforer la vessie. On a signalé des cas de fibromes calcifiés qui, détachés de l'utérus et traversant la paroi postérieure de la vessie, sont venus tomber dans sa cavité et ont fait croire à l'existence de calculs vésicaux (Lisfranc).

DEMARQUAY *(Bull. de la Soç. de chir.*, 1858-59) a rapporté une observation encore plus curieuse de corps fibreux de l'utérus, qui en se développant amena une pression considérable de la paroi antérieure de l'utérus et des parois de la vessie sur la symphyse pubienne.

Il en résulta une destruction partielle de la paroi antérieure de l'utérus et des parois de la vessie, ces dernières présentaient une perforation de la largeur d'une pièce de 5 francs, et la vessie se vidait en partie dans l'utérus. La malade succomba en deux ou trois jours, aux suites d'une péritonite généralisée rapidement. L'autopsie montra les parois usées ou gangrenées, et le polype venant appuyer sur la symphyse des pubis.

Mais dans ces diverses observations, le fibrome utérin envahissant la vessie contracte d'abord avec elle des adhérences qui fixent les deux organes, et qui, permettant la production d'une fistule vésicale, empêchent la rupture vraie de se produire et préservent la cavité péritonéale. Dans le cas que nous rapportons, il n'existait pas d'adhérence et la vessie s'est déchirée directement dans la cavité péritonéale.

2° Une autre cause que l'on peut donner de cette déchirure, ce sont les *efforts* auxquels s'est livrée la malade la veille de l'apparition des premiers symptômes de péritonite. Il est certain que les violentes contractions qui ont nécessité l'emploi de la camisole de force ont pu, en augmentant la pression intravésicale, faire céder ses parois. Nous verrons plus loin que Pousson a insisté sur ce mode de rupture spontanée de la vessie.

3° Enfin, la malade était *démente*, et cet état particulier de tout son organisme a bien dû avoir sa part dans la production de la rupture vésicale. D'une part, en effet, il existe sur les vessies d'aliénés des lésions histologiques que nous rapporterons plus loin et qui diminuent la résistance de ses parois, donc influence des *troubles trophiques*. D'autre part, les affections du système nerveux, et l'aliénation entre autres, amènent fréquemment des troubles dans la miction, souvent la rétention d'urine. Or, cette rétention, en maintenant la vessie distendue, nous semble pouvoir être aussi mise en cause, influence des *troubles fonctionnels*.

Nous nous proposons d'étudier les *ruptures et perforations spontanées intra-péritonéales de la vessie*. Les ruptures traumatiques ont été depuis longtemps le sujet d'un grand nombre de travaux, les ruptures

extra-péritonéales sont étudiées dans les thèses récentes
de Gryopitis et de Rousselier. Nous nous attacherons
surtout à faire une rapide revue générale des causes
qui produisent ces ruptures et perforations, nous n'in-
sisterons que sur celles qui surviennent chez les
aliénés. Les symptômes, le diagnostic, le pronostic et
le traitement, dont tous les points sont déjà bien établis
et connus, nous occuperont peu.

Dans cette étude nous avons surtout mis à contribution des travaux allemands, nous citerons particulièrement ceux de Wagner et de Herting.

Nous n'essaierons pas de donner des ruptures de la
vessie une classification rationnelle, ni de définir stric-
tement ce qu'il faut entendre par *rupture spontanée*.
Cruveilhier avait nié l'existence de cette variété de
ruptures, mais il n'entendait par là que celles qui sur-
viendraient à la suite de la simple distension physiolo-
gique de la vessie, sans aucune altération de ses parois.

La multiple variété des causes des ruptures, et leur
complexité dans le plus grand nombre des cas, font
qu'une classification qui fait rentrer chaque cas particulier dans une case étroite et limitée ne satisfait
jamais pleinement l'esprit. Tout le monde comprend
en revanche ce qu'est une rupture traumatique; c'est le
seul groupe universellement admis et où les considérations générales comportent quelque rigueur.

Nous nous bornerons à établir une distinction entre
les *perforations* et les *ruptures*, le mécanisme étant
bien différent dans les deux cas, mais les unes comme
les autres pouvant être traumatiques ou spontanées. En
second lieu, nous appelerons ruptures spontanées celles

dans lesquelles un traumatisme extérieur n'a joué aucun rôle, ou, dans tous les cas, n'a été que l'occasion de la rupture qu'il était absolument incapable de produire par lui-même.

Pour la commodité de l'exposition nous distinguerons :

1° Les ruptures et perforations dont la cause agit de l'intérieur même de la vessie,

2° Celles qui résultent d'affections primitives des parois vésicales,

3° Les perforations de la vessie de dehors en dedans.

Les plaies et ruptures de la vessie sont signalées depuis fort longtemps, mais si nous nous limitons à la question des ruptures spontanées, nous voyons qu'après le mémoire de Mercier, en 1836, sur certaines perforations survenant dans le fond des cellules vésicales, c'est Houël, en 1857, qui sépare le premier nettement les ruptures traumatiques et spontanées, il rapporte 47 cas des premières et 7 des secondes. Ces dernières sont donc beaucoup plus rares. Depuis Houël, les statistiques générales d'Otis, de Max Bartels, de Rivington ont aussi rapporté des observations de ruptures spontanées, mais toujours en beaucoup moins grand nombre que celles de ruptures traumatiques. Enfin de nos jours nous devons citer le travail de Pousson en 1885, et les diverses recherches qui ont été particulièrement dirigées sur les ulcères simples de la vessie.

Les ruptures spontanées sont donc bien moins fréquentes que les autres. Quel est leur siège habituel?

On distingue partout les plaies et ruptures de la vessie en *intra* et *extra-péritonéales*. Nous voyons que les auteurs admettent que le plus souvent la rupture spontanée est extra-péritonéale.

Ulmann, sur 9 cas, en trouve seulement 1 qui ait atteint le péritoine, les ruptures spontanées se faisant surt out dans la région inférieure et postérieure de la vessie. Nous avons pourtant pu réunir un assez grand nombre de cas de ruptures spontanées intra-péritonéales.

Quant aux *causes* de ces ruptures, elles sont très variables comme le montre la suite des observations résumées que nous rapportons. Les causes générales n'offrent rien de bien remarquable ; si les ruptures et déchirures de la vessie sont bien plus fréquentes chez les hommes à la suite des traumatismes (90 hommes pour 10 femmes), nous ne croyons pas que la même prédispostion se retrouve, au moins aussi accusée, pour les ruptures spontanées, les conditions qui rendent chez l'homme les traumatismes; plus fréquents ne se retrouvent plus ici.

Le mécanisme de ces ruptures est souvent obscur, et nombreuses ont été les hypothèses pour en expliquer le siège et le mode de production. Nous retiendrons seulement des expériences de Ulmann et de celles de Stubenrauch que la déchirure ne se produit que lorsque l'organe est soumis à l'action d'une force suffisamment grande à laquelle il oppose son état de plénitude, qu'elle se produit de dedans en dehors, c'est-à-dire que la déchirure commence par la muqueuse, envahit ensuite la couche musculaire et finit par rompre le péritoine.

CHAPITRE PREMIER

CONSIDÉRATIONS ANATOMIQUES.

Nous ne voulons pas donner ici une étude complète de l'anatomie de la vessie, mais seulement rapporter brièvement ce qui, dans la structure et les rapports de l'organe, nous semble pouvoir entrer en jeu dans la production des ruptures de la vessie.

« Le péritoine vésical ne recouvre pas toute la surface extérieure de la vessie, mais seulement la face postérieure et la partie la plus élevée de ses faces latérales. De la vessie, il se réfléchit sur les parties environnantes, en formant tout autour du réservoir de l'urine le cul-de-sac périvésical. » (Testut.)

C'est donc surtout la face postérieure de la vessie qui est en rapport direct avec le péritoine. Nous ne nous occuperons pas de la question du cul-de-sac prévésical, descend-il pendant la réplétion de la vessie, comme le soutient Sappey, ou remonte-t-il comme le veut Tillaux? C'est là un sujet intéressant au point de vue de la ponction et de la taille hypogastrique, mais qui touche peu la question qui nous occupe.

Le cul-de-sac latéral offre peu de particularités, nous noterons seulement qu'il est plus profond chez la femme.

Le cul-de-sac postérieur, chez l'homme, sépare la vessie du rectum; sa limite inférieure est donnée par le fond des vésicules séminales, qui adhèrent à la vessie en avant, au rectum en arrière ; le péritoine ne peut donc descendre plus bas qu'elles. Mais entre celles-ci il s'enfonce en doigt de gant et forme un véritable infundibulum limité en avant par la base de la vessie, en arrière par la face antérieure du rectum, latéralement par les vésicules séminales. Cet infundibulum peut atteindre 4 centimètres de profondeur, il descend jusqu'à la base de la prostate. Les replis de Douglas, encore appelés ligaments postérieurs de la vessie, circonscrivent son orifice supérieur. Chez l'enfant le cul-de-sac postérieur descend beaucoup plus bas que chez l'adulte. Chez ce dernier il est séparé du col de la vessie par une distance de 6 à 7 centimètres (Paul Delbet).

Chez la femme, le péritoine ne descend pas plus bas que l'isthme ou la partie supérieure du col de l'utérus, il forme là aussi un cul-de-sac profond. On peut donc atteindre la vessie par le vagin et la première partie de l'utérus, sans intéresser le péritoine.

Quels sont les rapports du péritoine avec les tuniques de la vessie?

Barkow prétend avoir constaté sur la face postérieure de la vessie un pli transversal formé par le péritoine et qui se déploie quand la vessie se distend. Les autres observateurs n'ont pas contrôlé cette assertion. Mais ils concordent tous à dire que péritoine et vessie se dilatent ensemble. La plupart admettent qu'ils adhèrent, le péritoine serait fixé indissolublement à la vessie partout où ils seraient en présence. C'est la manière de voir de Pierre Delbet, Testut, etc.

La question a pourtant été controversée, et Paul Delbet, après de nombreuses recherches, est arrivé à conclure que le péritoine adhère à la vessie circonférentiellement, au niveau du point de réflexion de la séreuse. Ces adhérences doivent être sectionnées en avant et latéralement si on veut libérer le péritoine, en arrière il se laisse facilement détacher de la vessie avec un simple manche de scalpel. Dans tout le reste de son étendue, le péritoine est séparé de la vessie par un tissu cellulaire lamelleux, mince, facile à décoller du péritoine. Ce fait a une grande importance au point de vue opératoire de la résection de la paroi vésicale. Il en a aussi beaucoup pour la question des perforations et ruptures de la vessie.

C'est lui qui peut nous expliquer les cas de ruptures sous-péritonéales, la paroi vésicale seule étant déchirée et la séreuse restant intacte. Les cas de perforations de la vessie par un calcul, dans lesquels ce dernier perfore toute la paroi vésicale et vient se mettre en contact direct avec le péritoine sans l'entamer, ne sont explicables que grâce à la disposition anatomique précitée. Il existe plusieurs observations de ce genre. Bien que la perforation dans ces cas n'ait pas été intra-péritonéale, le calcul est venu une fois gangrener la séreuse et a pu ainsi amener une péritonite ; dans les autres cas, il aurait sans nul doute abouti à une perforation ultérieure intra-péritonéale.

Les rapports de la vessie avec les organes voisins sont assez connus pour que nous n'y insistions pas.

Remarquons que la paroi antérieure comme la paroi postérieure de la vessie sont en contact avec d'autres organes et sont soumis de ce côté à des pressions et des frottements répétés (paroi abdominale, symphyse, colonne vertébrale, intestin, rectum). Ces contacts n'existent pas pour la partie inférieure de la paroi postérieure, ce fait suffit à rendre compte de la fréquence plus grande de déchirures à ce niveau. Notons aussi que c'est cette partie de la paroi vésicale qui renferme les orifices uretéraux; peut-être faut-il voir là encore une amorce aux déchirures. Il n'est donc pas besoin d'invoquer, comme on l'a fait, la pression du promontoire ni la prédominance des fibres musculaires longitudinales à cet endroit (Stubenrauch). Ulmann, à la suite d'expériences où il pratiquait la surdistension de la vessie, a noté que l'état de réplétion du rectum avait comme conséquence de diminuer le nombre des ruptures de la face postérieure de la vessie.

CHAPITRE II

§ 1. ÉTIOLOGIE ET PATHOGÉNIE

Dans cette étude générale des causes des perforations et ruptures spontanées intra-péritonéales de la
vessie, nous appuierons chaque groupe de causes sur
des observations résumées, sans entrer dans des considérations générales. Nous réserverons seulement un
développement spécial à une catégorie de ruptures,
celles qui se produisent chez les aliénés. Pour cette
raison nous les placerons à la fin de ce chapitre.

Toutes les causes traumatiques sont, de par notre
titre même, exclues de notre considération. Nous laissons
encore de côté les déchirures de la vessie produites au
cours de l'accouchement, qui sont du domaine de la
gynécologie.

Les groupes qui nous intéressent sont donc, d'après
la classification que nous adoptons pour les raisons
données plus haut :

1. Ruptures et perforations de la vessie produites
de l'intérieur de celle-ci (de dedans en dehors) :

    a) Par des calculs ;
    b) Par des corps étrangers introduits par l'urètre ;
    c) Par surdistension.

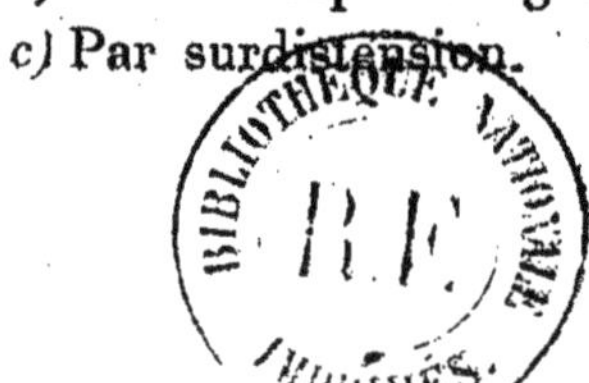

2. Ruptures et perforations dues à des *affections primitives de ses parois :*

a) Tumeurs (cancer, sarcome) ;

b) Ulcérations (tuberculeuses, etc.).

3. Perforations produites *de l'extérieur* de la vessie (de dehors en dedans) :

a) Par des tumeurs des organes intra-péritonéaux ;

b) Par les divers états inflammatoires de l'intestin aboutissant à l'ulcération.

I

a) CALCULS

Malgré le grand nombre de travaux publiés sur la lithiase, on trouve seulement çà et là, mentionnées parmi les résultats du long séjour des calculs dans la vessie, l'ulcération de la paroi vésicale et sa perforation.

La plupart des communications à ce sujet sont considérées comme uniques par leurs auteurs, ils les publient sans s'en occuper davantage. On pourrait en donner la preuve dans ce fait que le travail d'Assendelf *(Arch. f. klin. Chir.)*, pas plus que l'ancienne statistique du *Medical Times and Gazette* de 1857, ne mentionnent de cas de perforation.

Nous avons groupé ici des observations indiscutables de destruction spontanée de la paroi vésicale par

un calcul, c'est-à-dire non produites par un traumatisme ou une opération. Nous avons écarté tous les cas
de perforation extra-péritonéales.

Th. Bell *(Assoc. méd. journal*, 1856). — Homme de trente-
quatre ans. Antécédents calculeux depuis quinze jours. Ulcération gangreneuse perforante sur le côté droit du trigone (admet
le doigt), au-dessus de la réflexion du péritoine. Urine dans la
cavité péritonéale. Deux gros calculs dans la vessie.

Steiner *(Wiener med. Woch.*, 1868). A la suite de calcul
vésical ayant provoqué d'abondantes hématuries, ulcération et
perforation de la vessie au niveau de la cavité péritonéale, mort
par péritonite. On trouva un calcul phosphatique contenant en
son centre un morceau de papier d'imprimerie. Quelques
portions du calcul avaient été enlevées par une lithotritie antérieure.

Birn-Hirschfeld *(Lehrbuch der path. Anatomie*, I) vit un cas
où de nombreux calculs phosphatiques atteignant la grosseur
d'une noix étaient dans la vessie. Il en résulta la gangrène d'une
certaine étendue de la paroi vésicale, qui se termina par péritonite.

A l'autopsie, on trouva les calculs libres dans le cul-de-sac
recto-vésical.

Il ressort des statistiques qu'hommes et femmes
sont à peu près également atteints. Chez celles-ci, on
voit le plus souvent l'expulsion spontanée se faire par
le vagin. Chez les hommes, la perforation paraît se
faire, en général, en arrière et en bas, par le bas-fond
vésical.

Lorsque le calcul a perforé la cavité abdominale, la
mort est la conséquence obligée, sauf si une laparoto-

mie immédiate est pratiquée. Pourtant, cette circonstance est rare à cause de la disposition du péritoine et
de la situation habituelle du calcul dans le bas-fond
vésical. Celui-ci s'élimine, le plus souvent, par la voie
extra-péritonéale.

b) CORPS ÉTRANGERS INTRODUITS PAR L'URÈTRE

Nous ne voulons pas parler de ceux qui, brusquement poussés dans la vessie, viennent perforer du
premier coup ses parois, mais de ceux qui, laissés ou
oubliés dans la vessie, provoquent plus tard, et par
eux-mêmes, une perforation. Ce sont des objets intro-
duits dans un but thérapeutique ou inavouable, le plus
souvent un cathéter.

On a observé dans la vessie des fragments de cathéter métallique brisés pendant l'introduction, et devenus
plus tard, le noyau d'un calcul. Ces fragments sont, en
général, merveilleusement supportés.

Dans une observation de Von Dittel, cependant, il se
produisit une perforation de la paroi :

V. DITTEL *(Wiener med. Woch.*, 1881). Chez un journalier
de soixante-six ans, on pratiqua la taille hypogastrique pour
débarrasser la vessie d'un morceau de sonde métallique, long
de 6 centimèires, qui s'était cassé pendant un cathétérisme et
qui était retenu depuis vingt-sept jours dans la vessie.

Le malade mourut de péritonite, et l'autopsie montra que le
bout de sonde avait provoqué par son contact prolongé une
plaie perforante de la paroi postérieure de la vessie.

On a observé des perforations à l'autopsie d'aliénés qui semblaient ne pouvoir se rattacher à aucune cause. Weigert s'est efforcé de démontrer qu'elles étaient dues à des cathétérismes trop violents. Tout en acceptant la possibilité de cette étiologie, nous ferons remarquer plus loin que l'aliénation à elle seule paraît pouvoir au moins favoriser beaucoup la production de ruptures spontanées, et de nouvelles observations sont nécessaires pour l'étude des ruptures spontanées de la vessie chez les aliénés.

c) SURDISTENSION DE LA VESSIE.

Pousson, dans une longue étude, s'est attaché à donner une classification des ruptures de la vessie, et à dégager deux types de ruptures spontanées : 1° Par la contraction des muscles de la paroi abdominale agissant sur le globe vésical; 2° par les contractions mêmes de la tunique musculaire de la vessie. Il appuie très ingénieusement ce dernier mode de rupture sur une comparaison avec les ruptures du cœur, bien plus fréquentes au ventricule gauche, dont les parois sont le plus épaisses et fortes.

Sa classification embrasse toutes les ruptures de la vessie :

Ruptures . . . *(vessie saine)*	Traumatiques	Par cause directe. — indirecte.
	Par effort.	
Ruptures pathologiques. *(vessie malade)*	Par perforation.	
	Par contraction musculaire de ses propres parois	

2

Mais, comme le fait remarquer Wagner, les ruptures produites par un effort aussi bien que celles qui sont causées par « contraction idio-musculaire » ont ceci de commun, que c'est un *excès de réplétion* de la vessie, absolu ou relatif, qui est, dans les deux cas, la cause de la rupture.

Une division aussi tranchée dans les ruptures spontanées a toujours quelque chose de risqué, eu égard à la variété des facteurs qui concourent à leur étiologie. La cause indirecte de ces ruptures reste toujours plus ou moins cachée, et on peut seulement affirmer une chose, c'est que l'excès de réplétion joue partout un rôle. Il faut du reste distinguer la surdistension absolue ou relative, celle-ci est le plus souvent en jeu. Dans les cas d'Asmuss, où la contraction excessive de la paroi abdominale unie à la contraction involontaire du sphincter vésical semblaient être la cause de la rupture, elle ne pouvait se produire qu'en admettant la distension de la vessie par l'urine. Il s'agissait d'un excès de réplétion relatif.

Sur une vessie vide ou contenant peu d'urine, le muscle vésical en se contractant ne rencontre pas la résistance nécessaire pour amener une déchirure.

Il en est de même des cas où, au début de l'anesthésie la rupture résulte de l'injection dans la vessie d'une trop grande quantité de liquide. La surdistension est ici produite par une pression artificielle, et la vessie se contractant pour rejeter le liquide injecté, se déchire sous l'effet de cette pression de la seringue. Dans quelque cas cependant la simple surdistension paraît avoir produit la rupture.

Les quantités de liquide nécessaires pour amener l'éclatement des parois vésicales sont très variables suivant les circonstances ; les expériences sur le cadavre de von Dittel, celles d'Ulmann l'ont bien montré. Ce dernier a produit la rupture avec 360 centimètres cubes de liquide dans un cas, 2,070 dans un autre ; V. Dittel rapporte avoir pu injecter jusqu'à 5000 centimètre cubes.

Pour Guyon, 500 grammes sont en général supportés par une vessie normale. Dans les cas de cellules, de cicatrices, d'ulcérations, d'affaiblissement du tonus vésical par une cystite chronique, la rupture se produit plus facilement, à égalité de volume, que sur une vessie saine.

D'autre part, il faut remarquer que dans les rétrécissements, l'hypertrophie de la prostate, etc., il peut se faire une sorte de distension *chronique* de la vessie, et celle-ci peut arriver à renfermer des quantités énormes de liquide sans danger de rupture. Dans ces cas pourtant, il est à supposer qu'une contraction un peu brusque des parois abdominales risque fort d'amener cet accident.

Nous rapportons plus loin des cas où un ulcère de la vessie éclata à l'occasion de la contraction des muscles abdominaux.

Après des excès alcooliques, il est fréquent d'observer de la rétention subite d'urine, et souvent à l'autopsie on a trouvé une déchirure de la vessie.

HOUEL (th. de Paris 1857) a réuni sept cas de ruptures spontanées. Pour cet auteur, ce groupe de ruptures est le plus souvent extra-péritonéal.

Von Dittel *(Wiener med. Woch.*, 1886). — 1. Chez un homme de soixante-sept ans, 1/5 de litre d'eau injecté dans la vessie revient mêlé de sang. Avec 500 grammes, la vessie paraît remonter jusqu'à l'ombilic et une rupture se produit. Autopsie : déchirure en arrière, de droite à gauche.

2. Enfant de cinq ans, injection d'une faible quantité d'acide phénique. Quelques jours après, mort. Autopsie : déchirure de la vessie de 1 centimètre, en arrière. Rein droit ratatiné et renfermant de petits abcès.

Varnier *(Soc. an. de Paris*, 1889). A la suite d'excès alcooliques, rupture de la vessie. Le cathétérisme évacua 1 litre d'urine et plus tard encore 5 litres. Mort avec phénomènes péritonéaux et diarrhée. Autopsie : péritonite généralisée, dans le bassin liquide séro-purulent non ammoniacal. Vessie saine, à gauche perforation de la grosseur d'une pièce de 5 francs environ, avec des bords non ulcérés. Urètre et prostate sains. L'auteur se demande si la surdistension était bien la cause de la rupture.

Mac Ewen *(Lancet*, 1873) : homme chez qui, après des excès, se produisit subitement de la rétention d'urine. Mort cinq jours après. Dans la vessie, à gauche et en haut, déchirure admettant l'extrémité du doigt.

Gouley *(Med. Record*, 1872) : homme de soixante ans ; il y a douze ans, rétention d'urine traitée par le cathétérisme. A son entrée à l'hôpital, rétention d'urine depuis trois jours, infiltration d'urine dans le scrotum. Vessie à l'ombilic. Cathétérisme impossible. Anesthésie, période d'excitation très bruyante, la vessie se rompt subitement et le cathétérisme échoue de nouveau. Mort rapide.

Autopsie : urines sanglantes dans le péritoine. Exsudation glutineuse du feuillet viscéral de la séreuse. Vessie grande, parois d'épaisseur normale. Contient un peu d'urine. En haut et en arrière, déchirure d'un demi-pouce de long atteignant le péritoine. Nulle part traces d'ulcérations. Rétrécissement très serré et déchirure de l'urètre à l'union des portions membraneuse et bulbaire.

L'auteur attribue la rupture à la contraction de la sangle abdominale.

On a mentionné de nombreux cas où des rétrécissements de l'urètre et des hypertrophies de la prostate provoquèrent une rétention d'urine suivie de déchirure de la vessie sous l'influence de la contraction de la paroi abdominale.

Dans un cas de Garry, un homme avec un rétrécissement prit tout à coup une rupture de la vessie en allant à la selle, mort trente-six heures après. La rupture siégeait au voisinage d'un petit diverticule, en un endroit où la paroi était très amincie.

Dans l'observation de Call, la cause était un rétrécissement.

Michel et Gross *(Soc. de méd. de Nancy*, 1899) ont rapporté l'histoire d'un homme de cinquante-trois ans, ayant un rétrécissement qui amène une rétention d'urine ; huit jours après, rupture de la vessie, mort. A l'autopsie, péritonite généralisée. Perforation de la vessie située au-dessous de l'endroit où le péritoine s'infléchit pour aller tapisser le rectum. C'est consécutivement que le péritoine, décollé par le liquide infiltré, s'est perforé.

Morris *(Soc. royale de méd. et de chir. de Londres*, 28 fév. 1887) a communiqué un cas, probablement unique, de rupture intra-péritonéale de la vessie suivie de guérison, puis de déchirure de la cicatrice, sept ans après l'accident.

Un homme de trente-six ans, dans le courant de 1879, subit un traumatisme dans le bas-ventre et entre à l'hôpital avec des signes de rupture de la vessie et de péritonite. Sonde à demeure, guérison en une dizaine de jours. Il revient en 1886, avec douleurs, vomissements, rétention d'urine depuis deux jours. L'urine contient du pus et du sang. Les phénomènes de péritonite ne tardent pas à s'aggraver et la mort survient.

Autopsie : péritonite généralisée due à un épanchement d'urine. Entre la vessie et le rectum, il existe une sorte de cordon fibreux dont l'extrémité vésicale est creuse et communique avec la cavité de la vessie. C'est par une déchirure dans la paroi de cet infundibulum que l'urine pénètre dans la cavité péritonéale.

Nous pouvons placer ici une observation curieuse de W. BENNETT qui fut rapportée avec la précédente, et qui montre un nouveau danger de la ponction sus-pubienne de la vessie :

Homme présentant depuis trois jours de la rétention d'urine causée par un rétrécissement infranchissable de l'urètre. On ponctionne par l'hypogastre, et cette petite opération est immédiatement suivie des symptômes de la rupture intra-péritonéale de la vessie. La laparotomie n'est pratiquée que quelques jours après et le malade succombe. Le péritoine renfermait une grande quantité d'urine.

L'auteur suppose que la ponction a pu exciter la contractilité de la vessie qui, ne pouvant se vider rapidement, s'est déchirée. Il conclut qu'il faut éviter la ponction hypogastrique et sinon employer un trocart de gros calibre qui permette une évacuation rapide.

ASMUSS *(Petersb. med. Woch.*, 1881) a publié deux cas où l'on ne trouve ni rétrécissement, ni prostatisme, ni ulcère vésical :

1. Un homme de trente-huit ans, dans un effort pour soulever un sac de farine de 150 à 160 kilogrammes, éprouve une violente douleur dans le bas-ventre. Deux jours après il entre à l'hôpital, se plaignant seulement de ne pouvoir uriner.

Douleur à la pression sur l'hypogastre. Le cathéterisme ne ramène que quelques gouttes de sang. L'état s'aggrave et le malade meurt dans le collupsus, trois jours après l'accident. Autopsie: Péritonite récente généralisée. Rupture de la vessie de 2 cm. 1/2 en haut et en arrière.

2. Homme de quarante ans, douleur intense dans l'abdomen en soulevant un fardeau. Pas d'urine pendant deux jours. Phénomènes généraux et mort le sixième jour. Autopsie: Fissure longue de 3 cm. dans la partie postérieure droite de la vessie.

II

Affections des parois vésicales.

a) TUMEURS DE LA VESSIE

Les *papillomes bénins* de la vessie ne nous occuperont guère. Ils atteignent seulement la muqueuse et la sous-muqueuse et ne peuvent guère amener de perforation.

Il en est autrement des *carcinomes* et des *sarcomes*. Ceux-ci produisent souvent la rupture de la vessie. Dans ce cas, la conséquence est variable selon le degré du processus d'adhésion des parties voisines. On peut observer la formation d'un abcès, d'une cavité remplie d'urine plus ou moins purulente, l'infiltration d'urine et la *perforation du péritoine*. Cette dernière complication est assez rare, ce qui tient à la situation préférée de la tumeur dans le bas-fond de la vessie, loin du péritoine.

Signalons en passant la possibilité d'une fistule

vésico-rectale, plus rare cependant pour les cancers
de la vessie que pour ceux du rectum.

Görz (*Bull. soc. an., Paris* 1878). Homme de 40 quarante ans qui
travaillait encore récemment, est apporté à la clinique avec une
péritonite aiguë. Autopsie : pus dans le péritoine, paroi interne
de la vessie ramollie et couverte de protubérances grises, pus
nauséabond dans la vessie, à la partie supérieure ouverture
arrondie, de la grosseur du petit doigt, à bords amincis. Uretère
droit rempli d'urine, parenchyme du rein droit atrophié.

Hasenclever a trouvé dans trois autopsies, sur des
vessies cancéreuses, des ulcérations qui avaient rongé
en plusieurs endroits la paroi vésicale et étaient près
de produire la perforation.

Le plus souvent, dans la moitié des cas de cancers,
d'après la statistique de Sperling, il existe des ulcérations à la surface de la tumeur, mais la mort survient
avant la destruction complète des parois.

S'il est rare de trouver des cas de perforation intra-
péritonéales dans les cancers primitifs de la vessie, dont
la littérature est pourtant assez riche, on en trouve
encore moins dans les sarcomes; l'examen histologique
manque du reste le plus souvent.

Senftleben (*Langenbecks Archiv.*, XXII). Femme de vingt-neuf
ans, chez qui se produisit il y a un an une incontinence d'urine
après la naissance de son sixième enfant ; une masse rougeâtre
faisait issue à l'orifice de l'urètre quand elle allait à la selle, et
fut plusieurs fois excisée. La mort se produisit après perforation
de la vessie, par péritonite purulente. A l'autopsie, sarcome à
cellules fusiformes, de la grosseur d'une noix, sur le côté droit
du bas-fond, toute la muqueuse était recouverte de villosités de
la grosseur d'un pois à celle d'une noix.

b) ULCÉRATIONS DE LA VESSIE

A côté des ulcérations des tumeurs dégénérées, il en est d'autres qui peuvent conduire à la perforation. Celles qui sont produites secondairement par les calculs ont été déjà citées. Nous avons à considérer maintenant : les ulcérations tuberculeuses, syphilitiques, les ulcères simples, les ulcérations par rétention.

A ces diverses ulcérations, dont la tendance est d'envahir les tissus en profondeur de façon à détruire rapinement une plus ou moins grande épaisseur de la paroi vésicale, on peut opposer la dégénérescence diphtérique de la muqueuse qui est suivie de son élimination, c'est une exfoliation de la plus grande partie de la muqueuse mais elle aboutit à une guérison complète et n'expose pas au danger de la perforation.

1. — *Les perforations par ulcères tuberculeux* de la vessie paraissent très rares. La tuberculose vésicale en effet n'est pas une affection fréquente (Winckel l'a trouvée quatre fois sur 2.5o5 cadavres de femme), et il s'agit dans beaucoup de cas de petites éruptions miliaires sur la muqueuse vésicale, qui ont bien peu d'importance à côté des autres formes de tuberculose de l'appareil uro-génital. Il est rare que ces éruptions arrivent à être tellement confluentes et ulcérées qu'elles deviennent dangereuses. Leur siège est le plus souvent la paroi postérieure, c'est là que Trendelenburg les a trouvées et cautérisées après la taille hypogastrique (Eigenbrodt, *Zeitschr. f. Chir.*, XXVIII).

Schatz (3ᵉ Congrès allemand de gynécologie, 1886) mentionne un cas de Prescott Hewitt, dans lequel une jeune fille présenta la perforation d'un ulcère tuberculeux de la vessie dans la cavité péritonéale et dans le rectum. La muqueuse vésicale était très épaissie par l'infiltration tuberculeuse et offrait de nombreuses ulcérations.

2. — *Perforations par ulcérations syphilitiques.* Elles ont été particulièrement étudiées par Proksch (*Vierteljahrschrift f. Dermatologie und Syphilis,* 1879). Elles sont du reste rares elles aussi.

Proksch les considère comme appartenant aux accidents tardifs de la syphilis; elles peuvent siéger à la superficie de la muqueuse ou détruire profondément la paroi. Il cite les cas de Morgagni, Ricord (*Clin. iconog. de l'hôp. des Vén.*, Paris, 1842-51), Vidal de Cassis, Virchow et Tarnowski.

Dans le cas de Ricord, il semble s'être agi d'un chancre primitif de la vessie avec de nombreux ulcères ayant perforé la muqueuse, mais Proksch le met très justement en doute.

Le plus intéressant est le cas de Vidal de Cassis (*Traité des mal. vén., Paris*, 1853), le seul, semble-t-il, dans lequel la perforation de la vessie fût complète.

Un porteur d'eau de vingt-six ans, bâti en hercule, avait eu trois ans auparavant un chancre du gland. Plus tard blennorragies, épididymite, douleurs dans les flancs. Pas de rétrécissement, mais dépôt noir dans l'urine, collapsus et mort trois semaines après le début de la dernière blennorragie. Autopsie : vessie adhérente aux parois abdominales; à droite, une ulcération de la grosseur d'une pièce de 20 centimes, qui a complètement perforé la paroi.

Dans le fond de la vessie pseudo-membrane, et deux ou trois perforations qui communiquent avec le bas-ventre. Les bords de la perforation, lisses et arrondis, forment un bourrelet entouré d'une couronne de vaisseaux très nombreux. Sur le bourrelet, petits points blancs irréguliers ressemblant à des condylomes au début, on en trouve aussi du reste sur la muqueuse vésicale. Infiltration d'urine, péritonite. Ganglions inguinaux et cervicaux rouges et tuméfiés. Le malade arriva à l'hôpital présentant déjà les signes de la perforation. Le cathétérisme n'avait été pratiqué qu'avec une petite sonde.

3. — *Formes particulières d'ulcérations vésicales.* Cette forme d'ulcérations vésicales est de date relativement récente. Ce sont les auteurs anglais qui l'ont isolée au début, et aujourd'hui encore l'accord ne semble pas s'être fait sur elle. Oliver, en 1885, en a donné une description détaillée et les a comparées aux ulcérations de l'estomac et du duodénum, il a noté leur fréquence plus grande chez les femmes ; leurs symptômes sont les besoins fréquents d'uriner, le ténesme et la douleur, surtout à la fin de la miction, l'hématurie.

Enfin notons, pour la question qui nous occupe, la possibilité d'une perforation complète de la vessie.

Fenwick *(Brit. med. journ.*, 1896) a fait de ces ulcérations une nouvelle étude basée surtout sur l'examen cystoscopique, qui a permis d'observer les ulcères latents et ceux qui guérissent.

De nombreuses hypothèses ont été faites pour expliquer la pathogénie de ces ulcères simples, nous n'entreprendrons pas la discussion, renvoyant au tout récent travail de Le Fur (thèse de Paris, 1901), qui renferme une quantité prodigieuse de documents et que nous regrettons de n'avoir connu que trop tard.

Nous rapporterons seulement ici quelques observations où de pareils ulcères, ou tout au moins des ulcérations de nature inconnue, ont amené la perforation intra-péritonéale.

BARTLEET *(Lancet* 1876), a rapporté le cas d'un homme paraissant sain jusque-là, qui en soulevant une barre de fer prit tout à coup les signes d'une perforation de la vessie. Il succomba en six jours à une péritonite, et on trouva à l'autopsie un ulcère perforant de la vessie, qui s'était déchiré à l'occasion de l'effort fait par le sujet.

CROFT *(Lancet,* 13 février 1897). Une femme de trente-huit ans souffrait d'hémorroïdes depuis cinq ans. Le 5 décembre, extirpation de ces hémorroïdes : les suites de l'opération sont des plus bénignes lorsque, le 14 décembre, la patiente se plaint d'une vive douleur abdominale ressentie à l'occasion d'un effort dans son lit. La douleur persista, puis survint de la distension abdominale, tandis que l'urine émise diminuait de quantité. Sans qu'on ait noté d'élévation de température, la malade s'affaiblit progressivement et mourut le 17 décembre.

A l'autopsie, on trouva une grande quantité d'urine dans la cavité péritonéale. Il n'y avait ni péritonite, ni adhérences, ni traces de tuberculose ou d'abcès dans le bassin ou l'abdomen. La vessie était vide. A sa partie supérieure et postérieure, sur la ligne médiane, du côté de sa face péritonéale, on trouve une ulcération d'un demi-pouce de diamètre et dont les bords épaissis indiquent une existence ancienne. La base de l'ulcération est formée par la muqueuse de la vessie, et à son centre est une petite perforation arrondie.

CASTAIGNE *(Soc. anatomique de Paris,* mars 1899) a publié une observation très étudiée, avec examen histologique et bactériologique, que nous croyons devoir résumer :

Un homme de trente-six ans, sans aucun passé génital, est pris subitement, le 26 janvier, d'une douleur très vive dans la région lombaire, s'irradiant vers la paroi abdominale antérieure, les testicules et le bout de la verge. Il est obligé de se coucher, crises très violentes pendant les journées du 26 et du 27, pendant ces deux jours, le malade assure n'avoir pas émis une seule goutte d'urine. Le 28, hématuries, la douleur persiste, le malade vient à l'hôpital le 30. L'attention est surtout attirée par l'écoulement de sang, et on porte le diagnostic d'hématurie d'origine rénale, lithiasique ou cancéreuse. Malgré des injections d'ergotine, les hémorragies persistent ; le 1er février on ne trouve plus la vessie distendue comme avant, l'état général devient subitement maüvais : facies grippé, extrémités froides, ventre ballonné, pouls petit, température 37°2, mort le 2 février.

Autopsie. — Perforation de la vessie, située à sa face postéro-supérieure, de forme ovalaire, à bords taillés à pic et grisâtres entourée de veines variqueuses.

Intégrité parfaite du reste de la muqueuse et du reste des organes génito-urinaires.

Examen histologique : absence totale de lésions tuberculeuses ou cancéreuses, nécrose de tous les éléments de la paroi vésicale, infiltration sanguine, une artériole montre de l'endartérite oblitérante qui explique peut-être l'ulcération.

Examen bactériologique négatif.

Après une longue discussion, Castaigne conclut qu'il existe au niveau de la vessie un ulcère simple comparable à celui de l'estomac et dont la pathogénie est tout aussi difficile à expliquer.

THIERCELIN (*Bull. Soc. anat. de Paris*, oct. 1891) a publié une longue observation de perforation de la vessie, spontanée ou tout au moins d'origine inconnue.

On porta le diagnostic d'ulcération stomacale ayant produit une perforation ; malgré la présence d'hématuries on ne pensa pas à la rupture de la vessie. A l'autopsie, on trouva une perforation de la vessie et de l'urine dans le péritoine, mais en raison des caractères de la perforation, on admit qu'elle avait été produite mécaniquement par un objet quelconque que le malade s'était introduit dans l'urètre et qu'il n'avait pas voulu avouer.

Schatz *(loc. cit.)* a décrit une forme particulière d'ulcérations, peut-être de nature tuberculeuse, qui apparaît sans cause apparente et simule longtemps une cystite, on observe dans ce cas une large surface ulcérée, mais le danger de perforation paraît minime. Schatz a guéri un cas par la résection d'une partie de la paroi vésicale et suture.

4. — Dans les rétrécissements, hypertrophie de la prostate, etc, quand il existe de la rétention d'urine, on trouve souvent des ulcérations. Le premier auteur qui s'en est occupé est Mercier *(Gaz. méd. de Paris,* 1853), qui a décrit les ulcères simples survenant au fond des cellules vésicales et qu'il expliquait par l'action de l'urine décomposée. On trouve dans son mémoire plusieurs cas de perforation vésicale par ce genre d'ulcération.

Rivington *(Lancet,* 1882) rapporte un cas de Hovvship, où une perforation se produisit chez un prostatique de cinquante ans dont la vessie avait été régulièrement vidée par le cathétérisme.

Le malade ressentit tout à coup dans son lit des douleurs au bas-ventre et mourut trente-six heures après dans le collapsus. L'autopsie montra un petit orifice recouvert par le péritoine et aussi quelques petites ulcérations de la muqueuse dont l'une paraissait avoir atteint le péritoine.

L'énumération précédente montre combien fréquentes sont les affections primitives de la vessie qui peuvent être suivies d'une solution de continuité de ses parois et combien dangereuses peuvent être ces perforations en s'ouvrant dans la cavité péritonéale. Elles assombrissent souvent le tableau déjà si peu rassurant des maladies de la vessie (carcinome, sarcome, tuberculose, rétrécissement, etc.), le malade est fréquemment emporté avant que la perforation ait eu le temps de se produire.

La gravité de l'état général contre-indique souvent l'intervention. et le diagnostic n'est possible que dans les cas suivis immédiatement de péritonite ou d'infiltration d'urine, c'est-à-dire les plus graves. La question est surtout de diminuer les chances de perforation vésicale par un diagnostic précoce et une opération radicale dans les tumeurs, par un traitement méticuleux des rétrécissements et des cystites.

III

Dans notre troisième groupe des perforations de la vessie se trouvent celles qui sont produites de l'extérieur de l'organe, c'est-à-dire, comme nous l'avons déjà indiqué, les perforations causées par des affections des divers organes intra-abdominaux en rapport avec la vessie. De ces organes, les uns sont extra-péritonéaux, les autres intra-péritonéaux. Les premiers, par leurs rapports directs avec la vessie, n'ont pas à traverser le péritoine pour l'atteindre et sont par conséquent hors de cause pour nous. Les seconds rentrent bien dans le cadre de cette étude ; la perforation de la vessie sera, dans ce cas, spontanée et intra-péritonéale. Mais l'évolution est ici toute différente de celle que nous avons observée jusqu'à présent. La perforation de la vessie n'arrive, du reste, qu'en seconde ligne, elle est secondaire et c'est seulement une complication.

Pour qu'il y ait perforation de la vessie à travers le péritoine, il faut que la cause de cette perforation ait pu arriver jusqu'à la vessie sans envahir la cavité péritonéale, c'est-à-dire que des adhérences se soient formées qui mettent directement en rapport la vessie et l'organe primitivement atteint. Aussi, dans ces cas, ce n'est pas une perforation de la vessie dans la cavité péritonéale que l'on observe, mais, à travers le péritoine adhérent, une fistule vésicale (vésico-intestinale, etc.).

C'est une affection d'un genre tout différent de celles que nous connaissons déjà. Symptômes et évolution sont aussi très particuliers. Pour ces raisons nous passerons très rapidement sur ce troisième groupe, nous contentant d'une simple énumération. La question des fistules vésicales a été l'objet de nombreux travaux, et nous ne l'abordons que pour indiquer un mode particulier de perforation spontanée de la vessie.

Nous citerons d'abord les cas de corps étrangers s'éliminant dans la vessie après avoir traversé l'intestin : ce sont, en général, des objets avalés par la bouche (épingle, Dittel ; alène de cordonnier, Fleury ; crayon d'ardoise, Roberts). On a cité une observation de fistule vésico-intestinale produite par des ascaris lombricoïdes.

Le plus grand nombre des cas de fistules vésicales

spontanées est causé par les cancers du col utérin et du
vagin chez la femme, du rectum dans les deux sexes.

Des kystes de l'ovaire ont pu se compliquer de perforation de la vessie, après transformation purulente
et adhérences (Pincus, *Déutsche Zeitschr. f. Chir.*, XIX).
Des kystes dermoïdes ouverts dans la vessie expliquent
les curieuses observations de pilimiction, comme celle
de Broca (*Gaz. des hôp.*, 1868). Rizzoli a mentionné la
perforation de la vessie au cours d'une grossesse extra-utérine.

Enfin, les affections de l'intestin ont souvent produit
la perforation de la vessie et amené ainsi une fistule
vésico-intestinale. Les cancers de la partie intra-péritonéale du tractus intestinal ont pu se compliquer
d'ouverture de la vessie (Putégnat, fistule colo-vésicale
non traumatique, *Gaz. hebd.*, 1876). Les ulcérations
intestinales tuberculeuses, dysentériques, etc, ont quelquefois perforé à la fois intestin et vessie. L'actino-mycose a aussi causé quelques fistules vésico-intestinales (Middeldorpf).

§ 2. RUPTURES DE LA VESSIE CHEZ LES ALIÉNÉS

Nous avons déjà indiqué, dans l'analyse de l'observation que nous rapportons, que l'aliénation de la
malade avait eu certainement une influence sur la production de la rupture vésicale. C'est le point qu'il nous
faut maintenant étudier.

En premier lieu, il y avait à se demander si les lésions
histologiques des parois vésicales ne pouvaient pas

expliquer son défaut de résistance. Les observations I, II, III, et IV, dans lesquelles l'examen microscopique fut fait, viennent montrer le bien fondé de cette hypothèse. Herting s'attache d'abord à établir que les trois observations de rupture de la vessie chez les aliénés qu'il rapporte n'étaient pas dues à un cathétérisme trop violemment pratiqué, ainsi que Weigert l'a soutenu (voir plus haut).

En effet, dans les observations II et III, il n'a pas été fait de cathétérisme, dans l'observation IV il a été pratiqué alors que les symptômes de la rupture s'étaient déjà montrés. La déchirure vésicale s'est donc bien produite sans aucun traumatisme.

Du reste on a déjà signalé chez les aliénés la production d'abondantes hémorragies survenant spontanément, sans cause extérieure. Mendel *(Die progressive Paralyse der Irren*, 1880) a cité de nombreux cas d'hémorragies de l'urètre, du nez, de l'anus, du purpura chez des paralytiques, sans pouvoir en donner la cause anatomique.

Savage a rapporté *(Journ. of. ment. science*, 1889) des cas d'hémorragies du poumon, de l'estomac, et enfin des *hématuries* dans l'aliénation.

Urquhart *(id.*, 1887) a guéri par l'iode une hématurie survenue spontanément chez un aliéné syphilitique. Ces différents auteurs ont donné à ces hémorragies une origine vaso-motrice.

L'*examen histologique* a donné à Herting des résultats à peu près identiques dans les trois cas qu'il a rapportés. En premier lieu, il a constaté l'existence de beaucoup de graisse, non seulement sous le péritoine, mais encore entre les faisceaux musculaires, il y avait même quelques parties graisseuses dans la muqueuse.

Dans l'observation III, la graisse formait presque la moitié de l'épaisseur totale de la paroi vésicale. Le tissu conjonctif est partout augmenté. A côté de la musculature normale, qui est indubitablement diminuée, on trouve tous les stades de dégénérescence des fibres musculaires. Dans un seul faisceau on reconnaît une atrophie générale et une diminution des noyaux ; dans les autres les noyaux sont augmentés. Le contenu cellulaire est souvent nettement granuleux.

Les contours des cellules sont pâles, brillants, plus anguleux qu'arrondis, çà et là ils disparaissent complètement et on ne voit que des masses hyalines. On aperçoit des fibres musculaires avec des gouttelettes ou des gouttes de graisse. C'est aux environs de la déchirure de la vessie que le processus de dégénérescence est particulièrement accusé. On voit des hémorragies dans les interstices des tissus, des formations filiformes sans structure. Sur les bords de la plaie, lambeaux plus ou moins déchirés sans particularités. Séreuse et muqueuse sont là le plus souvent appliquées l'une sur l'autre. Les vaisseaux sanguins, grands et petits, surtout au voisinage de la rupture et tout particulièrement dans l'observation III, sont distendus et remplis de granulations rouges.

L'épithélium des couches supérieures de la muqueuse est granuleux et tuméfié. Nous trouvons donc dans ces trois observations les différents stades des transformations colloïde et hyaline et de la dégénérescence graisseuse des fibres musculaires de la vessie.

Ces modifications dans la structure des parois vésicales ne sont pas nouvelles, et depuis longtemps,l'atrophie musculaire est connue au niveau de la vessie
comme ailleurs. L'influence de l'âge sur le réservoir de
l'urine se traduit par une diminution dans sa musculature et une augmentation de son tissu conjonctif.
Launois a bien signalé ce point dans sa remarquable
étude de l'appareil urinaire chez le vieillard. Dans
quelques cas de rétention chronique avec engorgement
de la prostate, la vessie amincie présente à peine quelques vestiges de la tunique musculeuse. Civiale, qui
faisait jouer un grand rôle dans la pathogénie des affections des voies urinaires chez les vieillards à l'atonie
vésicale, considère ces vessies comme très fréquentes ;
il décrit avec grand soin ces parois minces, décolorées;
cet état du muscle vésical devient pour lui une preuve
irrécusable de la justesse de son opinion. Mais il est
rare de rencontrer cet amincissement général des parois
de la vessie, et Guyon a formulé l'aphorisme : l'hypertrophie est la règle, l'amincissement l'exception.

Dans l'ensemble des phénomènes groupés sous le
nom de « prostatisme vésical » le rapport des deux éléments composant la paroi de la vessie se modifie avec
l'âge et d'autant plus que celui-ci est plus avancé
(Ciechanowski). Ce dernier auteur a noté qu'en général
il se produisait une atrophie du muscle vésical et pas de
sclérose, celle-ci ne s'observant qu'à la suite de cystites.

Il semblerait qu'on dût trouver la dégénérescence
du muscle vésical dans les maladies générales
affectant surtout le système musculaire, névrites
multiples, atrophie musculaire progressive, etc. Mais

on ne trouve nulle part mentionné le processus de dégénérescence de la vessie.

Carrier, Bonnet et Poincarré ont émis l'hypothèse que l'organisme du paralytique général est tout entier troublé dans sa nutrition, par suite d'une altération du sympathique. Les fibres musculaires de la vessie étant sous la dépendance du système sympathique, peut-être faut-il voir là une explication valable pour les faits que nous rapportons. Mais de nouvelles recherches sont nécessaires.

En tous cas, et pour conclure, on doit croire qu'à la suite d'un trouble général dans la nutrition ayant son origine dans les centres et amené à la périphérie par les voies trophiques, le processus de dégénérescence a atteint le muscle vésical. Si alors ces fibres musculaires, en partie dégénérées, sont excitées à se contracter. il peut se produire une déchirure spontanée et une hémorragie. Cette déchirure musculaire se produira tôt ou tard, selon le degré de dégénérescence des fibres, selon l'état de réplétion de la vessie et aussi selon l'état psychique du sujet, sans qu'on ait besoin d'invoquer une réplétion démesurée de la vessie ou une action exagérée de la pression abdominale comme cause traumatique. Le sang produit par la déchirure s'épanche entre les fibres musculaires et dans les lacunes du tissu vésical, formant là un hématome, pendant que les muscles ayant terminé leur contraction se rétractent spontanément. Cet épanchement sanguin amène un trouble dans la nutrition de la muqueuse, celle-ci finit par se perforer et l'hémorragie se répand dans la cavité vésicale et à l'extérieur par l'urètre. Nous avons là l'explication des hématuries spontanées chez les aliénés, que nous avons signalées au début de ce paragraphe. La muqueuse est maintenant directement appliquée sur la séreuse péritonéale, et la perforation de cette dernière couche se produira facilement, amenant une rupture complète intra-péritonéale.

Pour Herting, beaucoup de cas de rupture de la vessie, dont l'étiologie est obscure et qu'on attribue à la surdistension ou à l'action de la presse abdominale, doivent être expliqués par ce mécanisme. L'examen histologique montrerait une dégénérescence analogue.

Il y a chez les aliénés une deuxième série de circonstances qui peuvent, sinon produire, du moins favoriser les ruptures de la vessie. Nous voulons parler 1° des troubles de la miction, particulièrement la *rétention d'urine ;* 2° des *violentes contractions musculaires* auxquelles ils se livrent souvent.

Les altérations histologiques que nous venons de signaler ont une influence indubitable, mais ne doivent pas faire oublier que souvent les aliénés vident mal leur vessie et que beaucoup d'eux sont des agités. Nous avons déjà vu le rôle joué dans la rupture par la surdistension et par la pression de la sangle abdominale ; il est certain qu'une vessie démesurément remplie, chez un individu qui se débat et se contracte violemment, est déjà bien exposée à se rompre. Le travail de Geffrier sur les troubles de la miction dans les maladies du système nerveux ne s'occupe pas des ruptures de la vessie chez les aliénés, il signale les rétentions et incontinences d'urine qui se produisent au cours des différentes affections du système nerveux :

tabès, paraplégies, paralysie générale, etc. Chez les aliénés, il est fréquent d'observer des rétentions complètes d'urine qui nécessitent une surveillance continue et des cathétérismes répétés (obs. V).

La conclusion de ce chapitre sera qu'il paraît y avoir des causes particulières à l'aliénation qui peuvent produire des ruptures vésicales spontanées. De nouvelles observations et une surveillance spéciale à ce point de vue sont nécessaires et montreront peut-être la fréquence de cet accident chez les aliénés. On peut expliquer la rupture, d'abord par les altérations de dégénérescence des parois vésicales que nous avons signalées, mais aussi par les troubles de la miction et les efforts violents qui s'observent fréquemment dans les démences.

CHAPITRE III

SYMPTOMES, DIAGNOSTIC, PRONOSTIC

Nous nous bornerons, dans ce chapitre, à relever parmi les faits ordinairement observés ceux qui s'appliquent plus particulièrement aux cas spéciaux que nous avons considérés. Afin de mettre de l'ordre dans la série des symptômes présentés à la suite des ruptures spontanées intra-péritonéales de la vessie, nous croyons qu'on peut les disposer sous deux chefs principaux :

1° Ceux qui dépendent de la rupture elle-même de la vessie, symptômes *vésicaux*.

2° Ceux qui proviennent de l'épanchement d'urine dans le péritoine, symptômes *péritonéaux*. Aussi bien, l'utilité d'une telle séparation se manifestera au diagnostic.

La rupture de la vessie est souvent signalée par une douleur vive à l'hypogastre, une sensation particulière de déchirement, mais ce fait manque souvent, il n'est pas constatable chez des aliénés, des ivrognes. De plus, il arrive, au contraire fréquemment, que la rétention d'urine précédant la rupture donne lieu à de violentes douleurs qui cessent dès que la rupture est produite, celle-ci s'annonçant alors par un calme relatif.

La disparition de la tuméfaction et de la sonorité vésicales ne seront utilisables que si l'attention, déjà attirée sur l'organe, avait montré sa distension.

Dès que la rupture est produite, le malade n'émet en général plus d'urine, ou bien il présente des épreintes et des besoins impérieux et très douloureux d'uriner qui n'aboutissent qu'à l'évacuation de quelques gouttes de liquide sanglant.

Le cathétérisme pratiqué après la rupture donne des renseignements précieux, mais variables et souvent insuffisants. Le contenu de la vessie étant évacué dans la cavité péritonéale. la sonde ne donne issue qu'à très peu ou pas du tout d'urine. La déchirure s'accompagne presque toujours d'hémorrhagie, qui teinte en rouge plus ou moins foncé le liquide donné par le cathétérisme. C'est là un signe précieux de la rupture ; associé à la constatation pendant un certain temps de l'absence de miction et de la distension vésicale, il est caractéristique. Dans des cas très rares, le seul cathétérisme fournit des renseignements précis, comme dans l'observation IV : un premier cathétérisme, fait avec une sonde molle, ne donne rien, la vessie étant vide ; un deuxième, pratiqué avec un cathéter métallique, évacue de grandes quantités de liquide, l'instrument pénétrant dans ce cas à travers la déchirure jusque dans la cavité péritonéale. Malgré la possibilité d'établir ainsi fermement le diagnostic, nous pensons que ce cathétérisme n'est pas sans offrir des dangers et qu'il peut produire des lésions graves, Weigert a attribué certaines déchirures vésicales à ces manœuvres.

On décrit à la rupture de la vessie elle-même des

symptômes généraux, mais dans le cas de rupture intra-péritonéale, ceux-ci appartiennent à l'épanchement d'urine dans le péritoine et rentrent dans notre deuxième groupe de symptômes.

La présence d'urine dans la cavité péritonéale donne lieu à des symptômes très variables et d'une interprétation encore difficile. On pourra constater quelquefois la présence d'une collection liquide dans le péritoine et aucun autre symptôme, la séreuse ne présentant pas la moindre réaction au contact de l'urine. D'autres fois ce seront les signes d'une péritonite aiguë rapidement mortelle qui suivront la rupture, et dans ces cas il est à noter que les symptômes de la rupture vésicale elle-même disparaîtront au milieu de ceux de la péritonite, et l'absence de tout traumatisme n'attirant pas l'attention sur la vessie, la cause de la péritonite sera bien souvent ignorée. Enfin, dans une troisième série de cas, le péritoine supporte bien au début l'inondation de l'urine et ne s'enflamme que plus tard, c'est seulement au bout de quelques jours que les symptômes de péritonite se montrent.

Les recherches expérimentales d'Ulmann lui ont montré que l'urine stérilisée n'exerce aucune action fâcheuse sur le péritoine, tandis que tous les animaux auxquels on injecte de l'urine riche en staphylocoques succombent à la péritonite. Non seulement le péritoine ne réagit pas au contact d'urine aseptique, mais il peut même absorber cette urine, et l'autopsie a quelquefois montré, malgré une rupture nettement intra-péritonéale et une absence prolongée de miction, que le péritoine non seulement n'était pas enflammé mais ne contenait pas la moindre quantité d'urine, celle-ci avait été évidemment résorbée.

Ferraton admet pourtant, en se basant sur les expériences de Brown-Séquard, que l'urine par elle-même est capable d'exercer une action violente sur le péritoine, d'où inhibition, arrêt des échanges et signes généraux très graves, en particulier refroidissement considérable.

En somme il faut retenir, au point de vue pratique, que l'épanchement d'urine dans le péritoine peut rester latent et ne se manifester par aucun symptôme de péritonite, et que seule l'urine stérile paraît être ainsi tolérée. Aussi nous croyons qu'on peut ajouter un nouveau danger à ceux que nous avons déjà signalés au sujet du cathétérisme explorateur, celui d'infecter l'urine jusque-là inoffensive et de déterminer une péritonite purulente.

Le *diagnostic* sera basé sur l'ensemble des symptômes que nous avons déjà indiqués. Il est remarquablement difficile dans les ruptures spontanées de la vessie, lorsque rien n'attire l'attention sur cet organe, et bien plus encore chez les aliénés qui ne peuvent fournir aucun renseignement sur leur état.

On a proposé de nombreux moyens pour distinguer les ruptures intra- et extra-péritonéales. Nous citerons celui de Ferraton, l'injection d'eau tiède dans la vessie, qui n'a pourtant pas toujours fourni des renseignements exacts. Keen a proposé l'injection d'air stérilisé. La sonde métallique a pu, comme dans l'observation IV, servir à préciser le diagnostic, mais nous avons signalé ses dangers de traumatisme et d'infection.

Enfin, on a conseillé la laparotomie exploratrice. Guinard, sans aller jusque-là, propose sa « boutonnière exploratrice sus-pubienne », qui permet de reconnaître si la cavité péritonéale contient du liquide et quelle en est la nature.

Le problème est du reste souvent bien différent ; dans le cas dont nous avons été témoin et dans bien d'autres, c'est seulement la cause de la péritonite qui fait l'objet du diagnostic : on observe des phénomènes généraux très graves qu'on attribue à juste titre à une péritonite aiguë, mais les symptômes de la rupture vésicale se perdent dans l'ensemble, et il faut un véritable hasard pour la dépister. Beaucoup d'affections de la vessie ont une marche latente et produisent la perforation avant que l'on ait rien observé de ce côté, et le malade est alors atteint d'une péritonite à début spontané dont la cause échappe. Les diverses formes d'ulcérations de la vessie sont dans ce cas, le cancer vésical lui-même peut causer une perforation de la vessie avant de s'être manifesté par le moindre symptôme ; nous avons déjà rapporté une observation semblable de Götz. De même dans l'observation de Thiercelin (voir plus haut), en présence de la péritonite, le diagnostic porté fut celui de perforation de l'estomac, malgré qu'on eût observé des hématuries, et la perforation vésicale ne fut trouvée qu'à l'autopsie.

La nécessité d'examiner complètement le malade et de porter son attention sur la vessie s'impose donc, particulièrement chez les aliénés.

Le *pronostic* des ruptures intra-péritonéales de la vessie était fatal autrefois. En 1883, Ferraton compte sur 97 cas, 96 morts ; un seul malade a survécu, c'est celui de Walther de Pittsburg ; ce chirurgien, en 1862, fit une laparotomie précoce, le nettoyage du péritoine, et referma le ventre après avoir mis une sonde à demeure sans s'occuper de la plaie vésicale. Le cas de guérison spontanée de Morris est douteux.

Le pronostic s'est amélioré aujourd'hui avec les progrès de la chirurgie abdominale. Le travail de Vincent a été le point de départ d'interventions hardies devenues courantes aujourd'hui, et, actuellement, Tuffier donne une statistique de 42 pour 100 de guérisons dans les ruptures intra-péritonéales. Malgré ces progrès, le pronostic reste grave, d'autant que dans les ruptures spontanées il faut faire encore le pronostic des affections de la vessie elle-même qui ont produit la rupture. De plus, si la suture peut réussir dans les cas de déchirure traumatique, alors que la vessie est saine, nous pensons qu'on a peu à espérer d'elle lorsque les parois vésicales sont altérées ; dans notre observation I, par exemple, on peut se demander ce qu'aurait donné la suture de ces parois usées et amincies.

CHAPITRE IV

TRAITEMENT

Le traitement des ruptures intra-péritonéales de la vessie ne date vraiment que du jour où l'antisepsie a permis d'intervenir chirurgicalement sur l'abdomen. Autrefois, tout se bornait à « soutenir les forces » du malade, voué à une mort certaine.

C'est ainsi que Bartels, en 1878, se contente de conseiller un traitement général approprié, des cathétérismes répétés ou la sonde à demeure.

Et Ferraton, en 1883, croyant, comme nous l'avons indiqué, que l'action inhibitrice de l'urine sur le péritoine amenait un refroidissement de tout le corps, recommande fortement de réchauffer le malade par tous les moyens possibles. En somme, à cette période, la seule intervention que l'on se permette, en se basant sur les succès de Walther et de Morris, est la sonde à demeure.

Les recherches expérimentales de VINCENT, en 1881, marquent une époque décisive et ont servi de point de départ à toutes les interventions actuelles. Les procédés de suture employés aujourd'hui ne diffèrent que par des détails de ceux qu'a proposés le chirurgien lyonnais, à la suite des résultats satisfaisants qu'il a obtenus sur des chiens. Il faisait deux sutures de la veine, l'une séro-musculeuse, l'autre séro-séreuse, et il ne touchait pas à la muqueuse vésicale, craignant que « les fils ainsi plongés à travers la paroi vésicale ne jouent le rôle de drains et n'aident l'urine à filtrer dans le péritoine ; d'autre part, les fils peuvent s'incruster de sels calcaires et devenir le point de départ de calculs ».

Aujourd'hui encore, Reclus emploie le procédé préconisé par Vincent. Albarran et Pousson ne craignent pourtant pas de suturer la muqueuse.

L'épanchement d'urine dans le péritoine s'accompagne, comme nous l'avons vu, de réactions variables de la séreuse. Il faudra évacuer le liquide, éponger soigneusement, et se contenter du moins de manœuvres possible s'il n'y a pas de péritonite ; si l'inflammation est déjà déclarée et généralisée, des lavages pourront faciliter la toilette du péritoine. S'il y a lieu, on laissera un drainage à la Mickulicz.

Après l'intervention, il est nécessaire d'assurer l'écoulement continu de l'urine. Les mictions normales comprenant la distension de la vessie par l'urine puis la contraction de l'organe, les sutures soumises à ces mouvements seraient grandement compromises.

Aussi, la plupart des auteurs recommandent la sonde à demeure longtemps conservée.

Mais les inconvénients de ce mode d'évacuation de l'urine sont grands, et tous les chirurgiens sont obligés d'en reconnaître les imperfections et même les dangers. La sonde s'obstrue facilement, les caillots sanguins provenant de l'hémorragie qui accompagne toujours la rupture oblitèrent souvent son orifice, d'où rétention, et l'urine peut passer de nouveau dans le péritoine à travers des sutures lâchées ou tiraillées. De plus, la sonde à demeure entraîne fréquemment l'infection vésicale dont on comprend tous les dangers en la circonstance. Aussi croyons-nous, qu'après la toilette du péritoine et la suture de la vessie, il est indiqué de terminer par une cystostomie qui assurera une évacuation certaine de l'urine et mettra l'organe au repos le plus complet.

Cette opération, qui donne de si bons résultats dans de nombreuses affections de la vessie, nous paraît particulièrement utile ici.

Et nous ne pouvons mieux conclure qu'en rappelant ces quelques lignes de MM. Poncet et Delore :

« Le premier temps dans le traitement d'une plaie vésicale, qu'elle soit intra- ou extra-péritonéale, doit être l'incision hypogastrique. On recherche alors quel est le siège exact de la plaie. Si on constate de l'infiltration dans le tissu cellulaire prévésical, la rupture siège probablement sur la paroi antérieure de la vessie. Après l'avoir reconnue, on pratique l'incision vésicale et la suture des plaies.

« S'il n'y a pas d'infiltration, on ouvre délibérément la vessie. La rupture est-elle intra-péritonéale, on en fait la suture après la laparotomie.

« Quel que soit le siège de la plaie reconnu après l'incision sus-pubienne, il faut, pour prévenir l'infiltration, laisser l'incision vésicale ouverte, c'est-à-dire terminer par une cystostomie temporaire. »

CHAPITRE V

OBSERVATIONS

OBSERVATION I

(Due à l'obligeance de M. Mailland, interne du service.)

J. M..., âgée de quarante ans, est amenée le 12 septembre 1901 à l'Hôtel-Dieu. Cette femme, trouvée sur la voie publique, est dans une démence absolue, qui la rend incapable de fournir le moindre renseignement : son admission dans un service de chirurgie est motivée par une plaie accidentelle du pied droit, du reste sans gravité.

A part cet accident de peu d'importance, son état général est bon, l'appétit est conservé, les fonctions intestinales sont régulières, les mictions s'effectuent normalement. Pendant la journée elle est assez calme, mais le soir et surtout la nuit, elle est fréquemment en proie à des crises de délire aigu, nécessitant l'emploi de la camisole de force.

Le 17 septembre au soir, la malade, qui devait être prochainement transportée à l'asile de Bron, eut un nouvel accès de folie furieuse plus violent que les précédents, et il fallut le concours de plusieurs personnes pour la remettre au lit et l'y maintenir.

Le lendemain, l'état général devint brusquement assez mauvais ; la malade refusa la nourriture, elle eut quelques vomissements, le ventre se ballonna légèrement, son exploration était très douloureuse et la température monta à 39 degrés. Le surlendemain, l'état devient très grave, brusquement ; le thermomètre s'élève à 4o degrés, le facies est grippé, le pouls petit, le ventre est très ballonné avec un peu de matité dans les flancs ; quelques vomissements porracés ; constipation absolue. Cependant, les mictions continuent à s'effectuer spontanément et les urines ne contiennent pas de sang.

On diagnostique une péritonite, mais aucun indice ne permet d'en soupçonner la nature ; néanmoins, on décide de tenter la laparotomie, qui fut pratiquée par M. Delore, sans anesthésie, par suite de l'état précaire de la malade.

A l'ouverture du péritoine, il s'échappe environ 1 litre de liquide rougeâtre ; le péritoine est enflammé et présente quelques fausses membranes ; pas de pus.

Il est impossible de trouver la cause de la péritonite ; tous les organes intra-abdominaux sont sains, sauf l'utérus qui est fibromateux. La gravité de l'état général met dans l'obligation de terminer le plus rapidement possible l'intervention, aussi néglige-t-on d'explorer spécialement la vessie, sur laquelle, du reste, rien n'appelle l'attention.

Drainage à la Mikulicz. Pansement.

Mort quarante-huit heures après le début des accidents.

L'*autopsie* est pratiquée vingt-quatre heures après la mort. La cavité péritonéale contient encore une certaine quantité de liquide rougeâtre, il existe sur la séreuse quelques fausses membranes inflammatoires, mais le tube digestif et ses annexes sont sains.

L'utérus est bourré de fibromes interstitiels durs, quelques-uns calcifiés, dont le volume varie de la dimension d'une noisette à celle d'une petite pomme. Explorant alors le cul-de-sac vésico-utérin, on constate sur la face postérieure de la vessie, dans sa portion sous-péritonéale, une rupture complète de la paroi vésicale mettant ainsi en communication les cavités péritonéale et vésicale.

La déchirure, dirigée transversalement, de forme linéaire, présente environ 5 centimètres de longueur ; ses bords sont déchiquetés, amincis, usés, et cet aspect d'usure se remarque également sur tout le pourtour de la rupture. Dans cette portion de la vessie, sur l'étendue d'une pièce de 5 francs à peu près, la paroi est amincie, comme usée par un frottement continu du côté de sa face péritonéale qui est en contact avec l'utérus, sans qu'il existe cependant aucune adhérence entre les deux organes. A part cela, la vessie ne présente aucune lésion appréciable, elle n'est pas distendue, sa muqueuse est absolument saine.

OBSERVATION II

(Herting. *Archiv. für Psychiatrie*, 1895.)

Commerçant de quarante-cinq ans, entré le 16 juin 1891, paralysie depuis cinq ans. Il y a vingt ans, syphilis.

Au début de janvier 1893, il devient bizarrement excité, il parle comme un individu qui rêve, ne fait attention à aucune question, tourne continuellement autour de la chambre. Le 4 janvier, il refuse de manger, dort mal; le 6, fort météorisme, le malade reste couché. Le corps est à peine douloureux à la pression, diminution rapide des forces, perte presque complète de la connaissance. Le 8 janvier, à 9 heures du matin, mort. Un peu avant la mort, il s'écoule de l'urètre, sans miction d'urine, une grande quantité de sang épais. Le cathétérisme n'a pas été fait.

Autopsie (vingt-cinq heures après la mort). Le corps est celui d'un homme grand, vigoureux. Rigidité cadavérique. Lividités cadavériques aux parties déclives. Diaphragme, à droite sous le bord de la troisième côte, à gauche sous le bord de la quatrième.

Poumons non rétractés. Péricarde libre. Cœur de volume moyen, fortement gras, le ventricule gauche est peu, le droit pas contracté. Valvules saines. Aorte athéromateuse, myocarde de couleur rouge brun. Poumons avec un peu d'œdème et richement vascularisés. Rate très petite, flasque, anémiée. Reins de taille moyenne, abondante capsule graisseuse. La capsule fibreuse est solidement adhérente, le parenchyme pâle et brillant. Foie moyen, bord inférieur épais, renferme beaucoup de sang. Bile jaune citron. Le péritoine, le mésentère et la séreuse intestinale sont de couleur verdâtre; pas de dépôt, ni d'exsudats. Sur l'intestin six hémorragies isolées, de couleur rouge sombre, de la grosseur d'une lentille, et injection accusée et diffuse. Au mésentère, près de l'attache de l'intestin, on voit de nombreux dépôts noirs, en forme de stries.

Dans le petit bassin, environ 3/4 de litre d'un liquide rouge, sanguin. Dans le fond du bassin on trouve une masse d'un rouge sombre, morcelée, sèche, grosse comme trois noix environ. Vessie complètement rétractée, elle a le volume d'une bille de billard. Dans le bas-fond, solution de continuité de 3 centimètres de longueur, occupant toute la paroi. Les bords de l'ouverture sont dilacérés, recouverts d'un détritus rouge jaunâtre, et en faisant une section transversale, on voit une infiltration sanguine qui s'étend jusqu'à 1 centimètre. La muqueuse vésicale est plissée. A la coupe des plis, on trouve de petites hémorragies rouge clair. Dans la cavité vésicale, masse rouge brun foncé, morcelée, de la grosseur d'une noisette.

La prostate n'est pas hypertrophiée, pas de lobe saillant. Le tissu ligamenteux rétro-vésical est imbibé de sérosité et de sang.

OBSERVATION III

(Herting, id.)

H., quarante ans, marin de B..., entré le 24 janvier 1893. Malade depuis neuf mois. Rien de connu au sujet de la spécificité. Affaiblissement intellectuel très rapide, se porte bien. Le 15 novembre 1893 au soir, il tombe subitement malade, évacuations abondantes qui se composent pour la plus grande partie du repas non digéré.

T. = 40°2. Le malade reste immobile.

Le 17 novembre matin, température normale. Deux évacuations muco-sanguinolentes. Le malade quitte souvent son lit la nuit, il est tout bouleversé, sa parole est bredouillée et incompréhensible. Température le soir, 38°5.

18 novembre. — Le malade a eu une nuit très agitée, depuis quatre heures il est abattu, râle trachéal. Mort à 4 heures de l'après-midi.

Autopsie (vingt-quatre heures après la mort) : Homme de taille moyenne, assez vigoureux.

La rigidité cadavérique a fait place en partie à la résolution. Rougeur bleuâtre des parties déclives.

Diaphragme à droite au-dessous du bord de la cinquième côte. Péricarde normal. Cœur assez gros, graisseux, cavités droites relâchées, cavités gauches moyennement contractées. Vaisseaux pleins de masses cruoriques, les cavités du cœur également.

Aorte athéromateuse à sa naissance. Myocarde assez ferme, pâle, rouge brun.

Poumon gauche peu pigmenté, emphysémateux, le lobe inférieur est œdémateux, gorgé de sang. Muqueuse bronchique rouge, dans les grosses bronches caillots fibrineux. Au sommet du poumon droit lésion cicatrisée. Rate petite, flasque, capsule ridée, aspect anémié. Capsule graisseuse des reins moyenne ; à la capsule fibreuse adhèrent quelques portions du parenchyme, surface fortement lobée. A la coupe, congestion. Foie gros, bord tranchant, jaune rougeâtre, parenchyme mou, friable. Vésicule biliaire surdistendue.

Dans le petit bassin, environ 150 grammes de liquide clair, rouge, sanguinolent, pas de caillot. Sur les anses intestinales voisines, dépôts clairsemés, petits et rouges. Vessie déprimée, grosse comme une bille de billard, sur sa face postérieure, allant en bas et à droite, dans le bas-fond, ouverture béante, longue de 4 centimètres, large d'un demi-centimètre. Sur la surface extérieure du fond, nombreuses extravasations sanguines, de la grosseur d'un grain de millet à celle d'une lentille, et dans l'intervalle taches jaunes, comme des mouchetures. Les bords de la plaie des deux côtés sont épais, couverts de dépôts rouge sale, croûteux, plus accusés sur la moitié inférieure. La muqueuse des bords de la plaie est renversée contre la séreuse. Dans la vessie la muqueuse est délicatement plissée, les coupes en sont rouges.

En beaucoup de points de la muqueuse, extravasations sanguines de la grosseur d'une tête d'épingle à celle de deux lentilles. Dans la vessie on trouve une masse de la grosseur d'une amande, desséchée, brune, avec un contenu liquide, rouge foncé. Les gros vaisseaux de la vessie, sur le plancher du bassin, sont distendus et remplis de thrombus noirs et solides. L'un d'eux peut être suivi nettement jusqu'à l'extrémité supérieure gauche de la déchirure, et se termine là dans une masse de sang de la grosseur d'une noisette.

Sur les faces antérieure et postérieure de l'estomac, la muqueuse présente des hémorragies diffuses.

OBSERVATION IV

(HERTING, *id.*)

Th..., quarante-neuf ans, commerçant, entré le 20 mars 1891.

Malade depuis neuf mois ; il y a treize ans, syphilis. A la cuisse droite plusieurs cicatrices, ganglions hypertrophiés. Etat psychique sans intérêt particulier, les fonctions végétatives sont normales. Le 23 avril 1891, un seul vomissement, diarrhée,

2 mai. — Diarrhée continue, le sujet paraît un peu souffrant.

3 mai. — L'état est un peu meilleur. Le matin, le malade urine sans difficulté et à plein jet, il évacue le soir, à la chaise, matières et urines.

4 mai. — Le malade se lève le matin, à midi son aspect est bizarrement modifié, il devient blême, tombe tout à coup de la chaise sans perdre connaissance. A 5 heures de l'après-midi, respiration difficile, gémissements, visage livide, râles, il répond aux questions et aux excitations, corps uniformément enflé, très douloureux, dépression régulière à un travers de doigt au-dessus de l'ombilic. Légères convulsions cloniques dans la région du facial et le bras droit. T.=38°8, P.=152.

Médication excitante, glace. Avec un cathéter élastique, on évacue quelques gouttes d'urine, mêlée à des lambeaux épais et de couleur chocolat. Un cathéter métallique, introduit sans difficulté, évacue 4 à 5 litres d'urine claire, avec caillots abondants et fibrineux. L'urine contient beaucoup de sang, peu d'albumine, densité 1,018, alcaline.

Par refroidissement il se fait un abondant dépôt de sang rouge clair.

5 mai. — A 4 heures du matin, mort.

Autopsie (six heures et demie après la mort) : Corps assez vigoureux, encore chaud, rigidité cadavérique au début. Dans la région de la pomme d'Adam, hémorragie cutanée.

De la bouche et du nez sort une assez grande quantité d'un liquide spumeux, couleur café. Diaphragme des deux côtés sous le bord de la cinquième côte. Cartilages costaux assez fortement ossifiés. A l'ouverture de la cavité thoracique, les poumons s'affaissent.

Péricarde libre, contient deux cuillerées de sérosité claire. Dans le ventricule droit, masse de sang liquide. Le gauche est presque vide. Valvules intactes. Les deux oreillettes renferment peu de sang et des caillots. Ventricule droit très flasque et à parois très minces.

Ventricule gauche épais de 2 centimètres à la coupe, bien contracté. Poumon gauche : lobe inférieur fortement congestionné et œdémateux, Poumon droit, *id*. Sous la plèvre, quantité de petites hémorragies. A la face antérieure du lobe inférieur, hémorragie souspleurale plus étendue. Rate petite, pâle, rien de particulier. Reins assez gros, capsule graisseuse abondante. Couche corticale d'épaisseur normale, congestion. Foie de grosseur normale, très lourd, taches jaunes disséminées, congestion abondante.

Dans la cavité abdominale, environ un litre d'un liquide trouble, jaunâtre, odorant. Dans le petit bassin, plusieurs lambeaux sanguins, aplatis, longs de 1 centimètre. Dépôt analogue sous le revêtement péritonéal de la vessie. La partie postérieure de celle-ci montre, dirigée du sommet vers le fond, une fente commençant à 2 centimètres au-dessous du sommet et se continuant sur 6 centimètres, occupant toute la paroi vésicale, avec

des bords infiltrés de sang et recouverts en partie de dépôts
sales, gris, en lambeaux.

La muqueuse de la vessie, surtout aux environs de la déchirure,
est hyperhémiée, elle montre une série de saillies molles, unies,
abondamment imprégnées de liquide, en partie infiltrées de sang,
surtout dans la région qui avoisine la fente on voit au sommet des
saillies une série de petites hémorragies visibles sous la partie
superficielle de la muqueuse. La coupe montre la musculature
très pâle et avec des ruptures, faiblement rétractée.

Prostate sans particularités. Le tissu de soutien rétro-périto-
néal de la vessie est fortement œdématié.

L'intestin, sur toute sa longueur, est d'une coloration ardoisée
sale ; sur la muqueuse, çà et là, hémorragies circonscrites.

OBSERVATION V

*Rupture de la vessie chez un aliéné, avec survie de plusieurs jours
sans symptômes (W. Rhys Williams, Lancet 1877).*

W. T.., marié, trente-cinq ans. Pas d'hérédité. La frayeur est
supposée la cause de la folie. Après quelques jours de dépression
légère, il devient excité le 31 janvier, s'imagine qu'il y a du
monde autour de lui, qu'on lui dit des injures. Le soir il s'échappe
de chez lui, sans bas ni souliers, passe par-dessus un mur de
6 pieds et court au poste de police. Il n'y a pas de certitude qu'il
soit tombé de ce mur.

Dans la nuit du 31 janvier au 1er février, il fait de la manie
furieuse. Le 1er février il pisse une assez grande quantité d'urine
claire qui fut vue par son infirmier. Il n'urina plus jusqu'au
3 février, et on remarqua alors que non seulement il avait de la
défécation involontaire dans son lit, mais qu'il pissait aussi un
liquide sanguinolent ; en même temps il était constamment
surexcité, et on avait dû requérir trois hommes pour le maintenir. Il avait été attaché sur son lit avec des liens. Dans l'après-
midi du 3 février, il fut admis à Bethlem et examiné aussitôt

par le Dr Savage, il était faible et un peu déprimé, tout à fait tranquille, mais sombre et abattu. Il avait sur les membres plusieurs contusions semblables à des marques de doigts.

Pouls doux et faible, respiration normale, température 98 degrés (Farenheit).

4 février. — Il eut à côté de lui un gardien toute la nuit, mais il resta tranquille dans son lit. Pouls, respiration et température comme la veille. Ne se plaint pas. On ne trouve pas de côte fracturée. Dans la soirée, comme il n'avait pu pisser, je le sondai et retirai 2 onces de liquide sanguin.

5 février. — Ce matin on retire 6 onces de liquide sanguin. Il y avait dans l'urine des masses pâles et cristallines, qui à l'examen furent reconnues pour des phosphates tricalciques reliés par un fin stroma. Les intestins fonctionnèrent normalement ce jour-là.

P. = 124. R. = 44. T. = 99 degrés. Vomissements constants.

6 février. — Il n'urine plus, et on ne peut rien retirer par la sonde de sa vessie, il est couché sur le côté dans un état prononcé de tristesse et d'apathie. T. = 98 degrés. Respiration plus courte, purement thoracique.

Pas de signe de ramollissement ou de douleur.

M. Wagstaffe l'examine, mais ne peut pas trouver de lésions aux côtes. Le malade devient graduellement inconscient, respiration plus rapide et plus faible. Pouls plus rapide et plus faible, il meurt dans la soirée du 6 février.

Autopsie. — Nous trouvons la plupart de ses organes sains. Congestion du cerveau et des membranes. Ecchymose sur la surface antérieure du rein droit. Il y avait une pinte et demie de liquide clair dans la cavité péritonéale, pas de lymphe à la surface des intestins, légère adhérence entre le bord du foie et le côlon transverse. Dans le bassin : une ouverture de la largeur d'une noix apparaît dans la vessie, à la pression une abondance de pus visqueux en sort, la déchirure paraît être à la partie la plus supérieure et antérieure.

Il n'est pas douteux que la lésion n'arriva pas plus tard que dans la nuit du 2 février, cependant il vécut jusqu'au 6, les seuls symptômes étant l'absence d'urine et la respiration thoracique. Chez les fous, les signes ordinaires des maladies sont souvent latents, nous avons vu récemment un cas de péritonite consécutive à une ulcération de l'appendice due à un calcul, il n'y avait aucun signe pour nous guider.

Nous pensons que le malade n'urina plus après le 1er février et que sa vessie se détendit de plus en plus jusqu'à se rompre dans cette lutte.

CONCLUSIONS

I. Les ruptures et perforations spontanées intra-péritonéales de la vessie sont en général produites par des causes multiples, celle qui se retrouve le plus souvent est la surdistension de la vessie.

Nous avons pu, dans ce travail, réunir près de trente observations de ce genre, dont cinq (une observation personnelle et quatre empruntées à la littérature étrangère) recueillies chez des aliénés.

II. Chez les aliénés, en effet, on observe des ruptures spontanées de la vessie qui paraissent dues à trois ordres de causes :

a) La dégénérescence du muscle vésical.

b) La rétention d'urine.

c) Les efforts et les mouvements violents.

III. Les symptômes de la rupture spontanée intra-péritonéale de la vessie sont très variables et rendent le diagnostic souvent très difficile. On observe tantôt le tableau d'une péritonite suraiguë et rien n'attire l'attention sur la vessie, ou bien la rupture évolue d'une façon complètement latente et le péritoine supporte sans aucune réaction le contact de l'urine.

IV. Le traitement sera la laparotomie précoce, la toilette du péritoine, la suture de la vessie ; enfin l'établissement d'une cystostomie temporaire assurera le repos de l'organe et permettra la cicatrisation de la plaie vésicale.

BIBLIOGRAPHIE

Bartels, Die Traumen der Harnblase (Archiv. f. klin. Chir., 1878).

Bartlett, Lancet, 1876.

Chapplain, Perforations vésicales par des calculs (th. de Montpellier, 1890-91).

Ciechanowski, Quelques aperçus sur le prostatisme (Ann. de mal. d'org. gén. urin., 1901).

Delbet (Paul), Anatomie chirurgicale de la vessie (th. de Paris, 1895).

Dittrich, Diagnostic différentiel entre les ruptures intra et extra-péritonéales de la vessie (Centralblatt f. Chir. 1899).

Fenwick, Brit. med. journal, 1896.

Ferraton, des Ruptures intra-péritonéales de la vessie (th. de Paris, 1883).

Gryopitis, Contribution à l'étude des ruptures extra-péritonéales de la vessie (th. de Lyon, 1899).

Geffrier, Troubles de la miction dans les maladies du système nerveux (th. de Paris, 1884).

Guinard, In traité de chirurgie de Le Dentu et Delbet, t. VII. p. 367.

Hache, Article « vessie », in Dictionnaire de Dechambre.

Heddaeus, Ueber das Ausdrücken der Harnblasen (Berl. Klin. Woch., 1893).

Herting, Drei Fälle nicht traumatischer Harnblasenruptur bei paralytisch Geisteskranken (Degeneration der Blasenmuskeln). (Archiv für Psychiatrie, 1895.)

Houel, thèse d'agrégation, Paris, 1857.

Jamin (R), Article « Vessie », in Dictionnaire de médecine et de chirurgie de Jaccoud.

Keen, Méthode de diagnostic des ruptures de la vessie (Central-
    blatt f. Chir., 1891).
Launois, de l'Appareil urinaire chez le vieillard (th. de Paris,
    1885).
Lawson, Lancet, 1870.
Le Fur, 1. Communication au 13ᵉ Congrès de médecine, sec-
    tion de chirurgie, Paris, 1900-1901.
—   2. Des ulcérations vésicales et en particulier de l'ul-
    cére simple de la vessie (th. de Paris, 1901).
Maltrait, (thèse de Lyon, 1881).
Mercier, Ulcére de la vessie (Gaz. méd. de Paris, 1836).
Oliver, Med. Times 1885.
Pomer, Rupture de la vessie chez des paralytiques généraux
    (Beit. z. Dermat.-Festchrift Lewin, 1896).
Poncet et Delore, Traité de la cystotomie sus-pubienne (Paris,
    1899).
Pousson, Considérations sur deux variétés peu connues de rup-
    tures de la vessie (Revue de chirurgie, 1885).
Rousselier, Ruptures extra-péritonéales de la vessie (th. de
    Paris, 1901).
Stubenrauch, Ueber die Festigkeit und Elasticität der Harnblase
    (Arch. f. klin. Chir. 1895).
Tuffier, In Traité de chirurgie de Duplay et Reclus, t. VII,
    p. 482.
Ulmann, Ueber durch Füllung erzeugste Blasen rupturen (Wie-
    ner med. Woch. 1887).
Vichard, Ruptures traumatiques intra-péritonéales de la vessie
    au point de vue du diagnostic et du traitement (th. de
    Nancy, 1899).
Vincent, Plaies pénétrantes intra-péritonéales de la vessie (Revue
    de chirurgie, 1881).
Wagner, Ueber nicht traumatische Perforation der Blase und
    ihre Folgezustände (Arch. f. klin. Chir., 1892).
Weigert, Ueber ein Gefahr der Katheterismus bei Blasenläh-
    mung (Bressl. ärztl. Zeitschr. 187).
Williams, Lancet, 1877).

TABLE DES MATIÈRES

Lyon. — Imp. A. Rey, 4, rue Gentil. — 28438